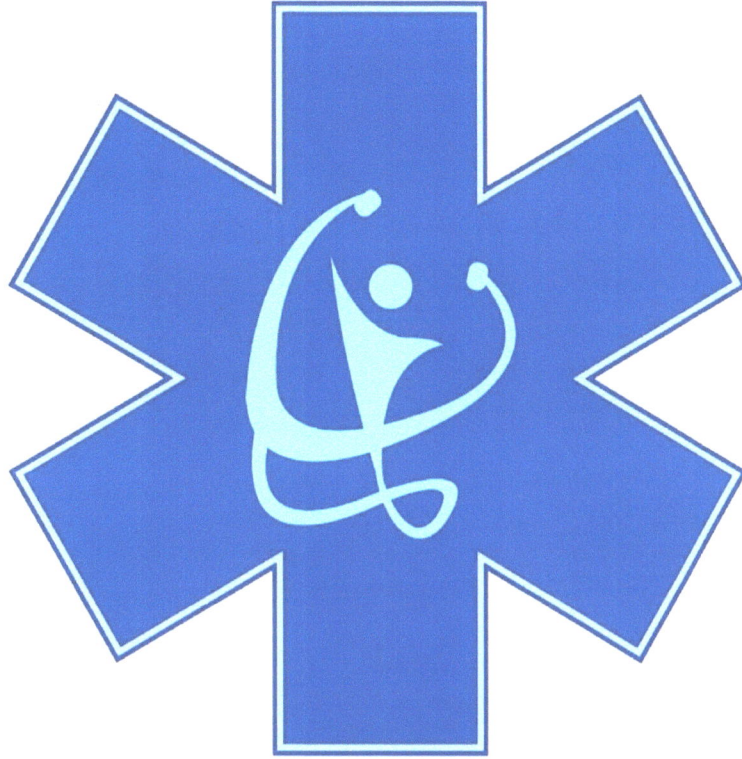

أكاديمية العلوم الصحية
Academy of Health Sciences

Medical Ethics and Scientific Research
Prepared by: Muhanned Aldamies

Academy of Health Sciences

Academy of Health Sciences

All rights received ©2017 by Academy of Health Sciences

Muhanned Aldamies

www.hsacademy.org

info@hsacademy.org

ISBN 13: 9784598303002

ISBN 10: 459830300X

الأخلاقيات الطبية والبحث العلمي

إعداد وتأليف: أ. مهند الدامس

مقدمة :

- أهمية البحث العلمي: الطب ليس علما صحيحا بمفهوم علم الفيزياء أو علم الحسابات. فهو يخضع لعدّة مبادئ عامة مجموعها مقبول . و لكن المرضى يختلفون عن بعضهم البعض و يمكن أن تكون طريقة العلاج التي تماشت مع أغلبيّة المجموعة تكون غير نافعة مع

أخرى و إن تمثّل أقليّة. و لذا لنا أن نتساءل هل أن الطبّ مبنى على التجارب ؟ و حتّى وسائل العلاج المعترف بها عموما يجب إخضاعها للرقابة و يجب تقييمها حتّى يتمّ التعرّف على مفعولها بالنسبة لمرضى معيّنين، و حتّى على كل المرضى بصفة عامّة. هذه وظيفة من وظائف البحث الطبي.

و هناك وظيفة أخرى معروفة أكثر وهى إعداد وسائل علاج جديدة خاصّة منها الأدويّة والتقنيّات الجراحيّة . و هناك تقدّم ملحوظ في هذا الميدان خلال الخمسين سنة الأخيرة، و بلغ عدد الأبحاث الطبيّة نسبة لم يسبق لها مثيل. و لكن بقيت عدّة أسئلة تهمّ توظيف الجسم البشرى و أسباب الأمراض –المعهودة والحديثة- و كذلك معرفة أفضل وسائل العلاج. وحتى يومنا هذا يوجد العديد من الأسئلة لم تتم الإجابة عنها .

يدرس البحث الطبي عناصر أخرى للصحّة بالأخصّ عناصر نموذجيّة الأمراض

مثل علم الأوبئة، كما يدرس البحث الطبي تنظيم و تمويل و توزيع العلاج و أبحاثا تهمّ أيضا نظم الصحّة و جوانبها الاجتماعيّة و الثقافيّة من الناحيّة الاجتماعيّة و من حيث التركيبة الطبيّة

و كذلك الحقوق لمعرفة الطبّ الشرعي و أخلاق المهنة لمعرفة الأخلاقيّات الطبيّة. و أهميّة كل هذه الأبحاث تزيدها تزكيّة لدى منظّمات التمويل إذ أصبح الكثير منها يعرض تبنّى برامج في البحث الطبي و ليس الفيزلوجى.

البحث على ما تحتوى عليه الممارسة الطبيّة من مردود

يستعمل كلّ الأطبّاء نتائج البحث العلمي في ممارستهم الاستشفائيّة . و يجب عليهم للحفاظ على المستوى الذي يوفّره البحث.

و عدم مشاركة الأطبّاء في الأبحاث الطبيّة لا يعفيهم من معرفة التحاليل و من تطبيق نتائجها على مرضاهم.

طريقة البحث المعمول بها عند الأطبّاء هي التجارب الاستشفائيّة، و كلّ دواء يخضع قبل تزكيّته لمجموعة من تجارب الغاية منها اختبار مدى سلامته و نجاعته و أوّل إجراء يبدأ بدراسات في المخبر ثمّ عن طريق تجارب على الحيوانات المخبرية

وان كانت النتيجة ايجابيّة يتواصل البحث الاستشفائى في المراحل الأربعة الآتية:

المرحلة ألأولى: تجرى فيها التجارب على عدد صغير من متطوّعين ذوى صحّة جيّدة ، يدفع لهم مبلغا ماليا جزاء على مشاركتهم. و هذه المرحلة تمكّن من ضبط مقادير الدواء الكافيّة لإحداث ردّ فعل في الجسم البشرى و كذلك معرفة طريقة استيعاب الدواء وتأثيراته الجانبية ّ.

المرحلة الثانيّة: تجرى على مجموعة مصابة بمرض يفترض علاجه بالدواء المختبر، و غايتها حصر التفاعلات لايجابيّة و التفاعلات الثانوية الناتجة عن استعماله.

المرحلة الثالثة: و هي مرحلة التجربة الاستشفائيّة التي يعطى فيها الدواء لعدد كبير من المرضى و تقع مقارنة مفعوله بمفعول دواء آخر إن وجد و الا فمقارنته بدواء الغفل .

المرحلة الرابعة: تأتى بعد تزكيّة الدواء و ترويجه بالسّوق إذ يتمّ خلال السنوات الأولى مراقبة للدواء ان كانت له تفاعلات ثانويّة لم تظهر في المراحل السابقة بالإضافة إلى أنّ المؤسّسات الصيدليّة مهتمّة عادة بوصف الأطبّاء لهذا الدواء و مدى تقبّل المرضى له.

متطلّبات الأخلاقيّات الطبيّة

خلافا لما كان عليه الوضع سابقا، لقد تمّ الآن التركيز على قواعد أساسيّة للأخلاقيّات... ففي القرن التاسع عشر والقرن العشرين عمد مشاهير البحاثتين إلى إجراء تجارب على مرضى دون التماس موافقتهم و حتّى دون الالتفات الى مصلحتهم و لم تمنع التوصيّات في خصوص أخلاقيات البحث أطبّاء ألمانيا النازيّة من إجراء أبحاث نالت من حقوق الإنسان الأساسيّة. و تمّ بعد انتهاء الحرب العالميّة الثانيّة محاكمة بعض الأطباء و حكمت عليهم محكمة نورنبرغ بألمانيا. و حيثيّات هذه الأحكام معروفة تحت عنوان قانون نورنبرغ و قد ساعدت أيضا في تركيز وثائق الأخلاقيّات في البحث الطبي العصري.

و من بين القواعد الأساسيّة العشرة لهذا القانون نذكر طلب الموافقة التطوعيّة للمريض عند إخضاعه للبحث.

أحدثت جمعيّة الطبّ العالميّة سنة 1947 ، أي في نفس السنة التي أحدث فيها قانون نورنبرغ . و أمّا مؤسسو الجمعيّة فقد

كانوا شاعرين بما وقع من تجاوز للأخلاقيّات الطبيّة قبل الحرب العالميّة الثانيّة و خلالها ممّا جعلهم يسرعون في إرساء ضمانات لحماية الأطبّاء والأخلاقيّات الطبيّة. و سنة 1954 عمدت جمعيّة الطبّ العالميّة بعد سنوات من دراسة الموضوع الى اتّخاذ عدّة قرارات عنوانها **مبادئ للأشخاص القابلين الخضوع للبحث والتجارب**. و تمّت مراجعة هذه الوثيقة بعد عشر سنوات و صدرت بعنوان بيان هلسنكى سنة 1964 ، كما تمّت مراجعة

النص ّ عدّة مرات في سنوات 1983,2000, 1966,1975 وهذا القرار هو ّ موجز لأخلاقيّات البحث الطبي و هناك عدّة وثائق أخرى ذات تفاصيل أكثر حول الأخلاقيّات بصفة عامة و تمّ إدراجها فى السنوات الأخيرة وهى مثل التوجيهات الأخلاقيّة الدوليّة فى البحث الطبي البيولوجي

الذي يجرى على عناصر بشريّة وهو صادر عن المجلس الدولي لمنظّمات العلوم الطبيّة التي صدرت سنة 1993 ثمّ وقعت مراجعتها سنة 2002

و هناك وثائق أخرى تهمّ مواضيع أكثر اختصاصا مثل أخلاقيّات البحث الخاصّ بوسائل الصحّة فى البلدان السائرة فى طريق النموّ الصادرة عن مجلس نوفيلد.

و رغم الفوارق بين الوثائق المذكورة سواء من حيث الغاية أو المصدر ، فالقاسم المشترك بينها يبقى الاتّفاق الى حدّ بعيد على القواعد الأساسيّة لأخلاقيات البحث و قد أدرجت هذه المبادئ ضمن قوانين أو قرارات عدّة دول أو منظّمات دوليّة بما فى ذلك النّصوص الخاصّة بتزكيّة الأدويّة والصور الطبيّة.

موافقة لجنة الأخلاقيّات

تنصّ الفقرة 13 و 14 من إعلان حقوق الإنسان على أنّ كلّ مشروع بحث طبي يجرى على بشر يجب عرضه للنظر و الموافقة مسبّقا على لجنة أخلاقيّة مستقلّة. و للحصول على هذه الموافقة يتعيّن على الباحثين توضيح الهدف من المشروع والطرق المتوقّع استعمالها و شرح طريقة انتداب العناصر التي ستجرى عليهم التجارب ، و طريقة الحصول على موافقتهم و حماية حياتهم الخاصّة ، و كذلك يجب شرح مصادر تمويل المشروع و عند الاقتضاء ذكر ما قد يحدث من تضارب مصالح. و يمكن للّجنة الأخلاقيّة قبول المشروع على ما هو عليه كما يمكنها إدخال بعض التغييرات قبل انجازه كما يمكن أيضا رفض المشروع برمّته . و سيعهد لعدّة لجان مراقبة سير انجاز المشاريع والسهر على تنفيذ الشروط وان لزم الأمر يمكن إيقاف تنفيذ مشروع بصدد الانجاز إذا لوحظ أنه تسبّب فى أحداث عواقب خطيرة و مضرّة.

إن الأسباب التي تجعل موافقة لجنة الأخلاقيّات ضروريّة :

- هي عدم إطلاع الباحثين او العناصر, المجرى عليهم البحث,على المعلومات الكافيّة

- عدم توخّى الباحثين نظرة موضوعيّة لتحديد صلاحيّة مشروع من الناحيّة العلميّة و الأخلاقيّة.

و لذا وجب على الباحث إقناع لجنة منصفة و ذات اختصاص بأنّ المشروع مفيد و أنّ لهم المقدرة اللازمة على انجازه وانه سوف لا يضر بقدر الإمكان بمشاريع أخرى قد تعرض على اللجنة للدارسة.

و من **الإشكالات** التي لم يقع حلّها الى الآن ما يخصّ لجان الأخلاقيّات لمعرفة من يكون صاحب القرار في مشروع متفرّع على عدّة مراكز و لجان؟ هل يتطلّب موافقة كل مراكز اللجان أو الموافقة بالنسبة لكل لجنة أو يكتفي بموافقة لجنة واحدة ؟ و ان كانت المراكز ببلدان مختلفة فانّ البلد المعنى بالأمر يطالب ببحث الموضوع للموافقة عليه.

القيمة العلميّة

الفصل 11 من قانون حقوق الإنسان يؤكّد أنّ البحث الطبي المجرى على البشر يستوجب ضرورة تفسير لزومه علميّا

و هذه التوصيّة غايتها تجنّب المشاريع التي لا أمل في نجاحها والتي تبدو غير ذات فائدة تذكر حتّى في صورة نجاحها.

و عندما يطلب من المريض المشاركة في بحث ، يجب تنبيهه الى ما قد ينجرّ عن البحث من أضرار ان كان توقّعها بعيدا و ما يمكن الحصول عليه من معلومات علميّة هامّة.

و لضمان القيمة العلميّة للدراسة، يوصى *الفصل 11* من حقوق الانسان بتركيز الدراسة على معرفة متعمّقة للوثائق الموجودة والتجربة الحاصلة و عند الاقتضاء بالنتيجة الحاصلة على حيوان مما ينبئ بنجاعة التدخّل على البشر. و كلّ الأبحاث المجراة على الحيوان يجب ملاءمتها مع التعليمات الأخلاقيّة الّتى توصى بتحديد استعمال الحيوانات و السعي

عموما على عدم تعذيبها أكثر من الحاجة.*والفصل 15* يوصى أيضا بأنّ الدراسات التي تعنى بالأشخاص لا يمكن أن يقوم بها الا المؤهّلون علميّا للقيام بها و يجب على لجنة الأخلاقيّات السهر على الامتثال الى كلّ هذه الشروط قبل موافقتها.

القيمة الاجتماعيّة

من أهمّ الخاصيات المتنازع فيها هى ما فائدة البحث الطبي و تأثيره على المجتمع و الى أيّ حدّ؟

من المعلوم انّ تطوّر المعلومات المتوفّرة الى حدّ الآن تكفى المئونة بالقدر الذى لا يضطرّنا الى زيادة البحث. و لكن النظرة الى الإمكانيات الطبيّة المتوفّرة فى ميدان البحث جعلتنا لا نكتفي بهذا القدر، وأصبحت القيمة الاجتماعيّة معيارا هاما لتقييم مدى صحّة ذلك .

الفصلان 18 و 19 يؤكّدان بكلّ وضوح على أهميّة القيمة الاجتماعيّة عند تقييم مشاريع البحث.

و يجب أن تتغلّب الأهميّة العلميّة و الاجتماعيّة عند إجراء البحوث على أي جانب آخر. اضافة الى انّ الشعوب المجرى عليها البحث يجب ان تتمتّع بالأوليّة فى الانتفاع من نتائج تلك البحوث نظرا الى ما تحمّلته من مخاطر و أتعاب .

و يصعب التعريف بالقيمة الاجتماعيّة فى البحث العلمي و شرحها و لكن لا يجوز التغافل عنها فيجب على الباحث و لجان الأخلاقيّات التأكد من أنّ المرضى لم يقع إخضاعهم لتجارب ليس لها مردود ذو غاية أو غير نافعة. اذ يؤدّى الأمر الى تبذير إمكانيات و موارد صحيّة والنيل من سمعة البحث العلمي الطبي .

المخاطر والمنافع

بعد ان تمّ ارساء القيّم الاجتماعيّة والعلميّة للبحث الطبي ، بقى على الباحث إقامة الحجّة على أنّ الأخطار التي قد تتعرّض لها العناصر المجرى عليها البحث ليست من المفرطة و هي فى نطاق الجائز بالنظر الى الاستفادة المتوقّعة.

وهناك احتمالان الأوّل انّ الضرر الحاصل له طاقة من درجة قويّة الى درجة ضعيفة. والثاني خطورة الضرر تمتدّ من ضعيفة جدّا تكاد

لا تذكر الى احتمال تسبّبها فى سقوط مستمرّ و ربّما الموت. فان كان الخطر ضعيفا جدا يكاد لا يذكر فلا إشكال لمواصلة بحث له وزنه

و أمّا اذا كان الخطر المتوقّع كبير فالأمر لا يقبل الا اذا كان هو الملجأ الأخير لمرضى بلغوا آخر طور من حياتهم . و بين الاحتمالين يتدخّل الفصل 17 لحقوق الإنسان فيطلب من الباحثين تقييم احتمال الأخطار التأكد من انّه يمكن التصرّف فيها. وان كان الخطر المتوقّع مجهولا تماما على الباحث وضع حدّ لدراسته الى ان تتوفّر لديه معلومات ثابتة

كتحاليل مخبر مثلا أو نتيجة إجراء تجارب على حيوانات.

الموافقة الواعيّة

القاعدة الأولى لقانون نورنبرغ تذكر حرفيا موافقة الإنسان للتطوّع لازمة قطعيا والفصل الشارح لذلك موجود بالملحق الذي يوصى بأن يكون للمتطوع معرفة يالأمر .

معرفة و وعي كافيّان بعناصر المشكل حتّى يأخذ قراره عن رويّة و على أساس معرفة وإطلاع ويشرح قانون حقوق الإنسان فى موضوع الموافقة الواعيّة، *فالفصل 22* منه يؤكد أن المتطوع يجب أن يكون مطّلعا على ما سيجرى عليه حتّى يتمكّن من أخذ قرار المشاركة عن بصيرة. *والفصل 23* يحذّر من الضغوط الّتى قد يتعرّض لها أشخاص للمشاركة فى دراسة ما لأنّ اختيارهم غير تطوعي *والفصلان 26 و 24* يتعرّضان للحالات التى يكون فيها المتطوع عاجزا عن إعطاء رأيه (الأطفال القصّر أو المرضى غير الواعين أو القصّر عقليا) فيمكن

إخضاع هؤلاء الى بحث طبي و لكن فى حدود مضبوطة.

و إعلان حقوق الإنسان مثله مثل وثائق أخرى تهمّ أخلاقيّات البحث تؤكد على إقامة الحجّة على الموافقة مثل إعداد *وثيقة موقعة من المتطوع كما جاء في الفصل 23* و هناك عدّة لجان أخلاقيّة تطالب الباحث بتقديم التقارير الموافقة للبحث المجرى .

.

السريّة

الأشخاص الخاضعون لتجارب طبيّة يتمتّعون بنفس السريّة المعهودة لبقيّة المرضى فيما يخصّ المعلومات الصحيّة الخاصّة بهم.

الا انّ البحث الطبي ليس كالمعالجة الاستشفائيّة اذ من الضروري تزويد أناسا آخرين بمعلومات تهمّ المجرى عليه البحث و قد يكون المنتفعون بهذه المعلومات أحيانا كل المجموعة العلمية و حتّى الجمهور.

و لحماية المنتفعين يجب على الباحث التأكد من الموافقة الّتى تشمل أيضا استعمال المعلومات الصحيّة الشخصيّة

القاعدة العامّة تقتضى عدم ذكر شخصيّة المتطوع عند نقل المعلومات و كذلك الحفاظ على الوثائق و إحالتها بالأمان.

لا داعي فى الواقع الى الإعلان التفصيلي بنتائج الدراسات و لكن و لسوء الحظ تكاثرت فى الفترة الأخيرة سلوكيّات غير شريفة فى هذا الميدان فسرقة المعلومات و فبركة المعطيات والنشر فى نسختين و غيرها من أعمال غير لائقة أحدثت إشكاليات عدّة.

إعلام ذوى النظر

حتّى نحمى البحوث من ألاختراق للمبادئ الأخلاقيّة ، يتعيّن على كلّ من بلغه مساس بهذه الأخلاقيّات إعلام السلطة ذات النظر. وهي بدورها تراجع هذه الشكاوى وتتخذ الإجراءات المناسبة .

قضايا لم يقع حلّها

لأخلاقيات البحث الطبي عدّة أوجه و ليست كلّها محلّ إجماع،حيث ان العلوم الطبيّة واصلت تقدّمها في عدّة ميادين مثل العلوم الوراثيّة و علوم الأعصاب ، و زرع الأعضاء

و نلاحظ بقاء عدّة تساؤلات حول قبول أو رفض طرق و وسائل العلاج التي لم يتمّ فيها البتّ الى يومنا ، إضافة الى أنّ بعض المواضيع كاستعمال دواء الغفل فى تجربة استشفائية و مواصلة علاج عناصر التجارب مازالت موضع جدل .

في العالم 10 بالمائة من البحث الطبي فقط مسخّر لمشاكل صحيّة بالنسبة ل 90 في المائة من كامل سكّان العالم و هذا إشكال أخلاقي لم يتمّ حلّه بعد. في المناطق المفتقرة الى الموارد, كثيرا ما نجد مشكلات ناشئة عن أخلاقيّات مردّها الى مفهوم الأخلاقيّات و مفهوم المجموعة التي يعملون فيها وكلّ هذه الأمور تتطلّب زيادة الفحص والمشقّة حتّى يتمّ التوصّل الى وفاق عامّ .

و رغم كلّ هذه المشاكل يبقى البحث الطبي نشاطا هاما و ثريّا لطلبة الطبّ و مواضيع أبحاثهم .

ـ **أهمية البحث العلمي:** الطب ليس علما صحيحا بمفهوم علم الفيزياء أو علم الحسابات. فهو يخضع لعدّة مبادئ عامة مجموعها مقبول . و لكن المرضى يختلفون عن بعضهم البعض و يمكن أن تكون طريقة العلاج التي تماشت مع أغلبيّة المجموعة تكون غير نافعة مع

أخرى و إن تمثّل أقليّة. و لذا لنا أن نتساءل هل أن الطبّ مبنى على التجارب ؟ و حتّى وسائل العلاج المعترف بها عموما يجب إخضاعها للرقابة و يجب تقييمها حتّى يتمّ التعرّف على مفعولها بالنسبة لمرضى معيّنين، و حتّى على كل المرضى بصفة عامّة. هذه وظيفة من وظائف البحث الطبي.

و هناك وظيفة أخرى معروفة أكثر وهى إعداد وسائل علاج جديدة خاصّة منها الأدويّة والتقنيّات الجراحيّة . و هناك تقدّم ملحوظ في هذا الميدان خلال الخمسين سنة الأخيرة، و بلغ عدد الأبحاث الطبيّة نسبة لم يسبق لها مثيل. و لكن بقيت عدّة أسئلة تهمّ توظيف الجسم البشرى و أسباب الأمراض ـالمعهودة والحديثةـ و كذلك معرفة أفضل وسائل العلاج. وحتى يومنا هذا يوجد العديد من الأسئلة لم تتم الإجابة عنها .

يدرس البحث الطبي عناصر أخرى للصحّة بالأخصّ عناصر نموذجيّة الأمراض

مثل علم الأوبئة، كما يدرس البحث الطبي تنظيم و تمويل و توزيع العلاج و أبحاثا تهمّ أيضا نظم الصحّة و جوانبها الاجتماعيّة و الثقافيّة من الناحيّة الاجتماعيّة و من حيث التركيبة الطبيّة

و كذلك الحقوق لمعرفة الطبّ الشرعي و أخلاق المهنة لمعرفة الأخلاقيّات الطبيّة. و أهميّة كل هذه الأبحاث تزيدها تزكيّة لدى منظّمات التمويل إذ أصبح الكثير منها يعرض تبنّى برامج في البحث الطبي و ليس الفيزلوجي.

البحث على ما تحتوى عليه الممارسة الطبيّة من مردود

يستعمل كلّ الأطبّاء نتائج البحث العلمي في ممارستهم الاستشفائيّة . و يجب عليهم للحفاظ على المستوى الذي يوفّره البحث.

و عدم مشاركة الأطبّاء في الأبحاث الطبيّة لا يعفيهم من معرفة التحاليل و من تطبيق نتائجها على مرضاهم.

طريقة البحث المعمول بها عند الأطبّاء هي التجارب الاستشفائيّة، و كلّ دواء يخضع قبل تزكيّته لمجموعة من تجارب الغاية منها اختبار مدى سلامته و نجاعته و أوّل إجراء يبدأ بدراسات في المخبر ثمّ عن طريق تجارب على الحيوانات المخبرية

وان كانت النتيجة ايجابيّة يتواصل البحث الاستشفائى في المراحل الأربعة الآتية:

المرحلة ألأولى: تجرى فيها التجارب على عدد صغير من متطوّعين ذوى صحّة جيّدة ، يدفع لهم مبلغا ماليا جزاء على مشاركتهم. و هذه المرحلة تمكّن من ضبط مقادير الدواء الكافيّة لإحداث ردّ فعل في الجسم البشرى و كذلك معرفة طريقة استيعاب الدواء وتأثيراته الجانبية ّ.

المرحلة الثانيّة: تجرى على مجموعة مصابة بمرض يفترض علاجه بالدواء المختبر، و غايتها حصر التفاعلات لايجابيّة و التفاعلات الثانوية الناتجة عن استعماله.

المرحلة الثالثة: و هي مرحلة التجربة الاستشفائيّة التي يعطى فيها الدواء لعدد كبير من المرضى و تقع مقارنة مفعوله بمفعول دواء آخر إن وجد و الا فمقارنته بدواء الغفل .

المرحلة الرابعة: تأتى بعد تزكيّة الدواء و ترويجه بالسّوق إذ يتمّ خلال السنوات الأولى مراقبة للدواء ان كانت له تفاعلات ثانويّة لم تظهر في المراحل السابقة بالإضافة إلى أنّ المؤسّسات الصيدليّة مهتمّة عادة بوصف الأطبّاء لهذا الدواء و مدى تقبّل المرضى له.

متطلّبات الأخلاقيّات الطبيّة

خلافا لما كان عليه الوضع سابقا، لقد تمّ الآن التركيز على قواعد أساسيّة للأخلاقيّات... ففي القرن التاسع عشر والقرن العشرين عمد مشاهير البحاثتين إلى إجراء تجارب على مرضى دون التماس موافقتهم و حتّى دون الالتفات الى مصلحتهم و لم تمنع التوصيّات في خصوص أخلاقيات البحث أطبّاء ألمانيا النازيّة من إجراء أبحاث نالت من حقوق الإنسان الأساسيّة. و

تمّ بعد انتهاء الحرب العالميّة الثانيّة محاكمة بعض الأطباء و حكمت عليهم محكمة نورنبرغ بألمانيا. و حيثيّات هذه الأحكام معروفة تحت عنوان قانون نورنبرغ و قد ساعدت أيضا في تركيز وثائق الأخلاقيّات في البحث الطبي العصري.

و من بين القواعد الأساسيّة العشرة لهذا القانون نذكر طلب الموافقة التطوعيّة للمريض عند إخضاعه للبحث.

أحدثت جمعيّة الطبّ العالميّة سنة 1947 ، أي في نفس السنة التي أحدث فيها قانون نورنبرغ . و أمّا مؤسسو الجمعيّة فقد

كانوا شاعرين بما وقع من تجاوز للأخلاقيّات الطبيّة قبل الحرب العالميّة الثانيّة و خلالها ممّا جعلهم يسرعون في إرساء ضمانات لحماية الأطبّاء والأخلاقيّات الطبيّة. و سنة 1954 عمدت جمعيّة الطبّ العالميّة بعد سنوات من دراسة الموضوع الى اتّخاذ عدّة قرارات عنوانها **مبادئ للأشخاص القابلين الخضوع للبحث والتجارب**. و تمّت مراجعة هذه الوثيقة بعد عشر سنوات و صدرت بعنوان بيان هلسنكى سنة 1964 ، كما تمّت مراجعة النصّ عدّة مرات في سنوات 1966,1975 **1983,2000,** وهذا القرار هوّ موجز لأخلاقيّات البحث الطبي و هناك عدّة وثائق أخرى ذات تفاصيل أكثر حول الأخلاقيّات بصفة عامة و تمّ إدراجها فى السنوات الأخيرة وهى مثل التوجيهات الأخلاقيّة الدوليّة فى البحث الطبي البيولوجي

الذي يجرى على عناصر بشريّة وهو صادر عن المجلس الدولي لمنظّمات العلوم الطبيّة التي صدرت سنة 1993 ثمّ وقعت مراجعتها سنة 2002

و هناك وثائق أخرى تهمّ مواضيع أكثر اختصاصا مثل أخلاقيّات البحث الخاصّ بوسائل الصحّة فى البلدان السائرة فى طريق النموّ الصادرة عن مجلس نوڤيلد.

و رغم الفوارق بين الوثائق المذكورة سواء من حيث الغاية أو المصدر ، فالقاسم المشترك بينها يبقى الاتّفاق الى حدّ بعيد على القواعد الأساسيّة لأخلاقيات البحث و قد أدرجت هذه المبادئ ضمن قوانين أو قرارات عدّة دول أو منظّمات دوليّة بما فى ذلك النّصوص الخاصّة بتزكيّة الأدويّة والصور الطبيّة.

موافقة لجنة الأخلاقيّات

تنصّ الفقرة 13 و 14 من إعلان حقوق الإنسان على أنّ كلّ مشروع بحث طبي يجرى على بشر يجب عرضه للنظر و الموافقة مسبّقا على لجنة أخلاقيّة مستقلّة. و للحصول على هذه الموافقة يتعيّن على الباحثين توضيح الهدف من المشروع والطرق المتوقّع استعمالها و شرح طريقة انتداب العناصر التي ستجرى عليهم التجارب ، و طريقة الحصول على موافقتهم و حماية حياتهم الخاصّة ، و كذلك يجب شرح مصادر تمويل المشروع و عند الاقتضاء ذكر ما قد يحدث من تضارب مصالح. و يمكن للّجنة الأخلاقيّة قبول المشروع على ما هو عليه كما يمكنها إدخال بعض التغييرات قبل انجازه كما يمكن أيضا رفض المشروع برمّته . و سيعهد

لعدّة لجان مراقبة سير انجاز المشاريع والسهر على تنفيذ الشروط وان لزم الأمر يمكن إيقاف تنفيذ مشروع بصدد الانجاز إذا لوحظ أنه تسبّب فى أحداث عواقب خطيرة و مضرّة.

إن الأسباب التي تجعل موافقة لجنة الأخلاقيّات ضروريّة :

- هي عدم إطلاع الباحثين او العناصر, المجرى عليهم البحث,على المعلومات الكافيّة

- عدم توخّى الباحثين نظرة موضوعيّة لتحديد صلاحيّة مشروع من الناحيّة العلميّة و الأخلاقيّة.

و لذا وجب على الباحث إقناع لجنة منصفة و ذات اختصاص بأنّ المشروع مفيد و أنّ لهم المقدرة اللازمة على انجازه وانه سوف لا يضر بقدر الإمكان بمشاريع أخرى قد تعرض على اللجنة للدارسة.

و من **الإشكالات** التي لم يقع حلّها الى الآن ما يخصّ لجان الأخلاقيّات لمعرفة من يكون صاحب القرار فى مشروع متفرّع على عدّة مراكز و لجان؟ هل يتطلّب موافقة كل مراكز اللجان أو الموافقة بالنسبة لكل لجنة أو يكتفي بموافقة لجنة واحدة ؟ و ان كانت المراكز ببلدان مختلفة فانّ البلد المعنى بالأمر يطالب ببحث الموضوع للموافقة عليه.

القيمة العلميّة

الفصل 11 من قانون حقوق الإنسان يؤكّد أنّ البحث الطبي المجرى على البشر يستوجب ضرورة تفسير لزومه علميّا

و هذه التوصيّة غايتها تجنّب المشاريع التي لا أمل فى نجاحها والتي تبدو غير ذات فائدة تذكر حتّى في صورة نجاحها.

و عندما يطلب من المريض المشاركة فى بحث ، يجب تنبيهه الى ما قد ينجرّ عن البحث من أضرار ان كان توقّعها بعيدا و ما يمكن الحصول عليه من معلومات علميّة هامّة.

و لضمان القيمة العلميّة للدراسة، يوصى *الفصل 11* من حقوق الانسان بتركيز الدراسة على معرفة متعمّقة للوثائق الموجودة والتجربة الحاصلة و عند الاقتضاء بالنتيجة الحاصلة على حيوان مما ينبئ بنجاعة التدخّل على البشر. و كلّ الأبحاث المجراة على الحيوان يجب ملاءمتها مع التعليمات الأخلاقيّة الّتى توصى بتحديد استعمال الحيوانات و السعي

عموما على عدم تعذيبها أكثر من الحاجة.*والفصل 15* يوصى أيضا بأنّ الدراسات التي تعنى بالأشخاص لا يمكن أن يقوم بها الا المؤهّلون علميّا للقيام بها و يجب على لجنة الأخلاقيّات السهر على الامتثال الى كلّ هذه الشروط قبل موافقتها.

القيمة الاجتماعيّة

من أهمّ الخاصيات المتنازع فيها هى ما فائدة البحث الطبي و تأثيره على المجتمع و الى أىّ حدّ؟

من المعلوم انّ تطوّر المعلومات المتوفّرة الى حدّ الآن تكفى المئونة بالقدر الذى لا يضطرّنا الى زيادة البحث. و لكن النظرة الى الإمكانيات الطبيّة المتوفّرة فى ميدان البحث جعلتنا لا نكتفي بهذا القدر، وأصبحت القيمة الاجتماعيّة معيارا هاما لتقييم مدى صحّة ذلك .

الفصلان 18 و 19 يؤكّدان بكلّ وضوح على أهميّة القيمة الاجتماعيّة عند تقييم مشاريع البحث.

و يجب أن تتغلّب الأهميّة العلميّة و الاجتماعيّة عند إجراء البحوث على أي جانب آخر. اضافة الى انّ الشعوب المجرى عليها البحث يجب ان تتمتّع بالأوليّة فى الانتفاع من نتائج تلك البحوث نظرا الى ما تحمّلته من مخاطر و أتعاب .

و يصعب التعريف بالقيمة الاجتماعيّة فى البحث العلمي و شرحها و لكن لا يجوز التغافل عنها . فيجب على الباحث و لجان الأخلاقيّات التأكد من أنّ المرضى لم يقع إخضاعهم لتجارب ليس لها مردود ذو غاية أو غير نافعة. اذ يؤدّى الأمر الى تبذير إمكانيات و موارد صحيّة والنيل من سمعة البحث العلمي الطبي .

المخاطر والمنافع

بعد ان تمّ ارساء القيّم الاجتماعيّة والعلميّة للبحث الطبي ، بقى على الباحث إقامة الحجّة على أنّ الأخطار التي قد تتعرّض لها العناصر المجرى عليها البحث ليست من المفرطة و هي فى نطاق الجائز بالنظر الى الاستفادة المتوقّعة.

وهناك احتمالان الأوّل انّ الضرر الحاصل له طاقة من درجة قويّة الى درجة ضعيفة. والثاني خطورة الضرر تمتدّ من ضعيفة جدّا تكاد

لا تذكر الى احتمال تسبّبها فى سقوط مستمرّ و ربّما الموت. فان كان الخطر ضعيفا جدا يكاد لا يذكر فلا إشكال لمواصلة بحث له وزنه

و أمّا اذا كان الخطر المتوقّع كبير فالأمر لا يقبل الا اذا كان هو الملجأ الأخير لمرضى بلغوا آخر طور من حياتهم . و بين الاحتمالين يتدخّل *الفصل 17* لحقوق الإنسان فيطلب من الباحثين تقييم احتمال الأخطار التأكد من انّه يمكن التصرّف فيها. وان كان الخطر المتوقّع مجهولا تماما على الباحث وضع حدّ لدراسته الى ان تتوفّر لديه معلومات ثابتة

كتحاليل مخبر مثلا أو نتيجة إجراء تجارب على حيوانات.

الموافقة الواعيّة

القاعدة الأولى لقانون نورنبرغ تذكر حرفيا موافقة الإنسان للتطوّع لازمة قطعيا والفصل الشارح لذلك موجود بالملحق الذي يوصى بأن يكون للمتطوع معرفة يالأمر.

معرفة و وعي كافيّان بعناصر المشكل حتّى يأخذ قراره عن رويّة و على أساس معرفة وإطلاع ويشرح قانون حقوق الإنسان فى موضوع الموافقة الواعيّة، *فالفصل 22* منه يؤكد أن المتطوع يجب أن يكون مطّلعا على ما سيجرى عليه حتّى يتمكّن من أخذ قرار المشاركة عن بصيرة. *والفصل 23* يحذّر من الضغوط الّتى قد يتعرّض لها أشخاص للمشاركة فى دراسة ما لأنّ اختيارهم غير تطوعي *والفصلان 26 و 24* يتعرّضان للحالات التى يكون فيها المتطوع عاجزا عن إعطاء رأيه (الأطفال القصّر أو المرضى غير الواعين أو القصّر عقليا) فيمكن

إخضاع هؤلاء الى بحث طبي و لكن فى حدود مضبوطة.

و إعلان حقوق الإنسان مثله مثل وثائق أخرى تهمّ أخلاقيّات البحث تؤكد على إقامة الحجّة على الموافقة مثل إعداد *وثيقة موقعة من المتطوع* كما جاء في *الفصل 23* و هناك عدّة لجان أخلاقيّة تطالب الباحث بتقديم التقارير الموافقة للبحث المجرى .

.

السريّة

الأشخاص الخاضعون لتجارب طبيّة يتمتّعون بنفس السريّة المعهودة لبقيّة المرضى فيما يخصّ المعلومات الصحيّة الخاصّة بهم.

الا انّ البحث الطبي ليس كالمعالجة الاستشفائيّة اذ من الضروري تزويد أناسا آخرين بمعلومات تهمّ المجرى عليه البحث و قد يكون المنتفعون بهذه المعلومات أحيانا كل المجموعة العلمية و حتّى الجمهور.

و لحماية المنتفعين يجب على الباحث التأكد من الموافقة الّتى تشمل أيضا استعمال المعلومات الصحيّة الشخصيّة

القاعدة العامّة تقتضى عدم ذكر شخصيّة المتطوع عند نقل المعلومات و كذلك الحفاظ على الوثائق و إحالتها بالأمان.

لا داعي فى الواقع الى الإعلان التفصيلي بنتائج الدراسات و لكن و لسوء الحظ تكاثرت فى الفترة الأخيرة سلوكيّات غير شريفة فى هذا الميدان فسرقة المعلومات و فبركة المعطيات والنشر فى نسختين و غيرها من أعمال غير لائقة أحدثت إشكاليات عدّة.

إعلام ذوى النظر

حتّى نحمى البحوث من ألاختراق للمبادئ الأخلاقيّة ، يتعيّن على كلّ من بلغه مساس بهذه الأخلاقيّات إعلام السلطة ذات النظر. وهي بدورها تراجع هذه الشكاوى وتتخذ الإجراءات المناسبة .

قضايا لم يقع حلّها

لأخلاقيات البحث الطبي عدّة أوجه و ليست كلّها محلّ إجماع،حيث ان العلوم الطبيّة واصلت تقدّمها في عدّة ميادين مثل العلوم الوراثيّة و علوم الأعصاب ، و زرع الأعضاء

و نلاحظ بقاء عدّة تساؤلات حول قبول أو رفض طرق و وسائل العلاج التي لم يتمّ فيها البتّ الى يومنا ، إضافة الى أ نّ بعض المواضيع كاستعمال دواء الغفل فى تجربة استشفائية و مواصلة علاج عناصر التجارب مازالت موضع جدل .

في العالم 10 بالمائة من البحث الطبي فقط مسخّر لمشاكل صحيّة بالنسبة ل 90 في المائة من كامل سكّان العالم و هذا إشكال أخلاقي لم يتمّ حلّه بعد. في المناطق المفتقرة الى الموارد, كثيرا ما نجد مشكلات ناشئة عن أخلاقيّات مردّها الى مفهوم الأخلاقيّات و مفهوم المجموعة التي يعملون فيها وكلّ هذه الأمور تتطلّب زيادة الفحص والمشقّة حتّى يتمّ التوصّل الى وفاق عامّ.

و رغم كلّ هذه المشاكل يبقى البحث الطبي نشاطا هاما و ثريّا لطلبة الطبّ و مواضيع أبحاثهم .

- **أهمية البحث العلمي:** الطب ليس علما صحيحا بمفهوم علم الفيزياء أو علم الحسابات. فهو يخضع لعدّة مبادئ عامة مجموعها مقبول . و لكن المرضى يختلفون عن بعضهم البعض و يمكن أن تكون طريقة العلاج التي تماشت مع أغلبيّة المجموعة تكون غير نافعة مع

أخرى و إن تمثّل أقليّة. و لذا لنا أن نتساءل هل أن الطبّ مبنى على التجارب ؟ و حتّى وسائل العلاج المعترف بها عموما يجب إخضاعها للرقابة و يجب تقييمها حتّى يتمّ التعرّف على مفعولها بالنسبة لمرضى معيّنين، و حتّى على كل المرضى بصفة عامّة. هذه وظيفة من وظائف البحث الطبي.

و هناك وظيفة أخرى معروفة أكثر وهى إعداد وسائل علاج جديدة خاصّة منها الأدويّة والتقنيّات الجراحيّة . و هناك تقدّم ملحوظ في هذا الميدان خلال الخمسين سنة الأخيرة، و بلغ عدد الأبحاث الطبيّة نسبة لم يسبق لها مثيل. و لكن بقيت عدّة أسئلة تهمّ توظيف الجسم البشرى و أسباب الأمراض –المعهودة والحديثة- و كذلك معرفة أفضل وسائل العلاج. وحتى يومنا هذا يوجد العديد من الأسئلة لم تتم الإجابة عنها .

يدرس البحث الطبي عناصر أخرى للصحّة بالأخصّ عناصر نموذجيّة الأمراض

مثل علم الأوبئة، كما يدرس البحث الطبي تنظيم و تمويل و توزيع العلاج و أبحاثا تهمّ أيضا نظم الصحّة و جوانبها الاجتماعيّة و الثقافيّة من الناحيّة الاجتماعيّة و من حيث التركيبة الطبيّة

و كذلك الحقوق لمعرفة الطبّ الشرعي و أخلاق المهنة لمعرفة الأخلاقيّات الطبيّة. و أهميّة كل هذه الأبحاث تزيدها تزكيّة لدى منظّمات التمويل إذ أصبح الكثير منها يعرض تبنّى برامج في البحث الطبي و ليس الفيزلوجى.

البحث على ما تحتوى عليه الممارسة الطبيّة من مردود

يستعمل كلّ الأطبّاء نتائج البحث العلمي في ممارستهم الاستشفائيّة . و يجب عليهم للحفاظ على المستوى الذي يوفّره البحث.

و عدم مشاركة الأطبّاء في الأبحاث الطبيّة لا يعفيهم من معرفة التحاليل و من تطبيق نتائجها على مرضاهم.

طريقة البحث المعمول بها عند الأطبّاء هي التجارب الاستشفائيّة، و كلّ دواء يخضع قبل تزكيّته لمجموعة من تجارب الغاية منها اختبار مدى سلامته و نجاعته و أوّل إجراء يبدأ بدراسات في المخبر ثمّ عن طريق تجارب على الحيوانات المخبرية

وان كانت النتيجة ايجابيّة يتواصل البحث الاستشفائى في المراحل الأربعة الآتية:

المرحلة ألأولى: تجرى فيها التجارب على عدد صغير من متطوّعين ذوى صحّة جيّدة ، يدفع لهم مبلغا ماليا جزاء على مشاركتهم. و هذه المرحلة تمكّن من ضبط مقادير الدواء الكافيّة لإحداث ردّ فعل في الجسم البشرى و كذلك معرفة طريقة استيعاب الدواء وتأثيراته الجانبية ّ.

المرحلة الثانيّة: تجرى على مجموعة مصابة بمرض يفترض علاجه بالدواء المختبر، و غايتها حصر التفاعلات لايجابيّة و التفاعلات الثانوية الناتجة عن استعماله.

المرحلة الثالثة: و هي مرحلة التجربة الاستشفائيّة التي يعطى فيها الدواء لعدد كبير من المرضى و تقع مقارنة مفعوله بمفعول دواء آخر إن وجد و الا فمقارنته بدواء الغفل .

المرحلة الرابعة: تأتى بعد تزكيّة الدواء و ترويجه بالسّوق إذ يتمّ خلال السنوات الأولى مراقبة للدواء ان كانت له تفاعلات ثانويّة لم تظهر في المراحل السابقة بالإضافة إلى أنّ المؤسّسات الصيدليّة مهتمّة عادة بوصف الأطبّاء لهذا الدواء و مدى تقبّل المرضى له.

متطلّبات الأخلاقيّات الطبيّة

خلافا لما كان عليه الوضع سابقا، لقد تمّ الآن التركيز على قواعد أساسيّة للأخلاقيّات... ففي القرن التاسع عشر والقرن العشرين عمد مشاهير البحاثتين إلى إجراء تجارب على مرضى دون التماس موافقتهم و حتّى دون الالتفات الى مصلحتهم و لم تمنع التوصيّات في خصوص أخلاقيات البحث أطبّاء ألمانيا النازيّة من إجراء أبحاث نالت من حقوق الإنسان الأساسيّة. و تمّ بعد انتهاء الحرب العالميّة الثانيّة محاكمة بعض الأطباء و حكمت عليهم محكمة نورنبرغ بألمانيا. و حيثيّات هذه الأحكام معروفة تحت عنوان قانون نورنبرغ و قد ساعدت أيضا في تركيز وثائق الأخلاقيّات في البحث الطبي العصري.

و من بين القواعد الأساسيّة العشرة لهذا القانون نذكر طلب الموافقة التطوعيّة للمريض عند إخضاعه للبحث.

أحدثت جمعيّة الطبّ العالميّة سنة 1947 ، أي في نفس السنة التي أحدث فيها قانون نورنبرغ . و أمّا مؤسسو الجمعيّة فقد

كانوا شاعرين بما وقع من تجاوز للأخلاقيّات الطبيّة قبل الحرب العالميّة الثانيّة و خلالها ممّا جعلهم يسرعون في إرساء ضمانات لحماية الأطبّاء والأخلاقيّات الطبيّة. و سنة 1954 عمدت جمعيّة الطبّ العالميّة بعد سنوات من دراسة الموضوع الى اتّخاذ عدّة قرارات عنوانها **مبادئ للأشخاص القابلين الخضوع للبحث والتجارب**. و تمّت مراجعة هذه الوثيقة بعد عشر سنوات و صدرت بعنوان بيان هلسنكى سنة 1964 ، كما تمّت مراجعة النصّ عدّة مرات في سنوات **1983,2000, 1966,1975**وهذا القرار هوّ موجز لأخلاقيّات البحث الطبي و هناك عدّة وثائق أخرى ذات تفاصيل أكثر حول الأخلاقيّات بصفة

عامة و تمّ إدراجها فى السنوات الأخيرة وهى مثل التوجيهات الأخلاقيّة الدوليّة فى البحث الطبي البيولوجي

الذي يجرى على عناصر بشريّة وهو صادر عن المجلس الدولي لمنظّمات العلوم الطبيّة التي صدرت سنة 1993 ثمّ وقعت مراجعتها سنة 2002

و هناك وثائق أخرى تهمّ مواضيع أكثر اختصاصا مثل أخلاقيّات البحث الخاصّ بوسائل الصحّة فى البلدان السائرة فى طريق النموّ الصادرة عن مجلس نوفيلد.

و رغم الفوارق بين الوثائق المذكورة سواء من حيث الغاية أو المصدر ، فالقاسم المشترك بينها يبقى الاتّفاق الى حدّ بعيد على القواعد الأساسيّة لأخلاقيات البحث و قد أدرجت هذه المبادئ ضمن قوانين أو قرارات عدّة دول أو منظّمات دوليّة بما فى ذلك النّصوص الخاصّة بتزكيّة الأدويّة والصور الطبيّة.

موافقة لجنة الأخلاقيّات

تنصّ الفقرة 13 و 14 من إعلان حقوق الإنسان على أنّ كلّ مشروع بحث طبي يجرى على بشر يجب عرضه للنظر و الموافقة مسبّقا على لجنة أخلاقيّة مستقلّة. و للحصول على هذه الموافقة يتعيّن على الباحثين توضيح الهدف من المشروع والطرق المتوقّع استعمالها و شرح طريقة انتداب العناصر التي ستجرى عليهم التجارب ، و طريقة الحصول على موافقتهم و حماية حياتهم الخاصّة ، و كذلك يجب شرح مصادر تمويل المشروع و عند الاقتضاء ذكر ما قد يحدث من تضارب مصالح. و يمكن للّجنة الأخلاقيّة قبول المشروع على ما هو عليه كما يمكنها إدخال بعض التغييرات قبل انجازه كما يمكن أيضا رفض المشروع برمّته . و سيعهد لعدّة لجان مراقبة سير انجاز المشاريع والسهر على تنفيذ الشروط وان لزم الأمر يمكن إيقاف تنفيذ مشروع بصدد الانجاز إذا لوحظ أنه تسبّب فى أحداث عواقب خطيرة و مضرّة.

إن الأسباب التي تجعل موافقة لجنة الأخلاقيّات ضروريّة :

- هي عدم إطلاع الباحثين او العناصر, المجرى عليهم البحث,على المعلومات الكافيّة

- عدم توخّى الباحثين نظرة موضوعيّة لتحديد صلاحيّة مشروع من الناحيّة العلميّة و الأخلاقيّة.

و لذا وجب على الباحث إقناع لجنة منصفة و ذات اختصاص بأنّ المشروع مفيد و أنّ لهم المقدرة اللازمة على انجازه وانه سوف لا يضر بقدر الإمكان بمشاريع أخرى قد تعرض على اللجنة للدارسة.

و من **الإشكالات** التي لم يقع حلّها الى الآن ما يخصّ لجان الأخلاقيّات لمعرفة من يكون صاحب القرار فى مشروع متفرّع على عدّة مراكز و لجان؟ هل يتطلّب موافقة كل مراكز اللجان أو الموافقة بالنسبة لكل لجنة أو يكتفي بموافقة لجنة واحدة ؟ و ان كانت المراكز ببلدان مختلفة فانّ البلد المعنى بالأمر يطالب ببحث الموضوع للموافقة عليه.

القيمة العلميّة

الفصل 11 من قانون حقوق الإنسان يؤكّد أنّ البحث الطبي المجرى على البشر يستوجب ضرورة تفسير لزومه علميّا

و هذه التوصيّة غايتها تجنّب المشاريع التي لا أمل فى نجاحها والتي تبدو غير ذات فائدة تذكر حتّى في صورة نجاحها.

و عندما يطلب من المريض المشاركة فى بحث ، يجب تنبيهه الى ما قد ينجرّ عن البحث من أضرار ان كان توقّعها بعيدا و ما يمكن الحصول عليه من معلومات علميّة هامّة.

و لضمان القيمة العلميّة للدراسة، يوصى *الفصل 11* من حقوق الانسان بتركيز الدراسة على معرفة متعمّقة للوثائق الموجودة والتجربة الحاصلة و عند الاقتضاء بالنتيجة الحاصلة على حيوان مما ينبئ بنجاعة التدخّل على البشر. و كلّ الأبحاث المجراة على الحيوان يجب ملاءمتها مع التعليمات الأخلاقيّة الّتى توصى بتحديد استعمال الحيوانات و السعي

عموما على عدم تعذيبها أكثر من الحاجة.*والفصل 15* يوصى أيضا بأنّ الدراسات التي تعنى بالأشخاص لا يمكن أن يقوم بها الا المؤهّلون علميّا للقيام بها و يجب على لجنة الأخلاقيّات السهر على الامتثال الى كلّ هذه الشروط قبل موافقتها.

القيمة الاجتماعيّة

من أهمّ الخاصيات المتنازع فيها هى ما فائدة البحث الطبي و تأثيره على المجتمع و الى أىّ حدّ؟

من المعلوم انّ تطوّر المعلومات المتوفّرة الى حدّ الآن تكفى المئونة بالقدر الذى لا يضطرّنا الى زيادة البحث. و لكن النظرة الى الإمكانيات الطبيّة المتوفّرة فى ميدان البحث جعلتنا لا نكتفي بهذا القدر، وأصبحت القيمة الاجتماعيّة معيارا هاما لتقييم مدى صحّة ذلك .

الفصلان 18 و 19 يؤكّدان بكلّ وضوح على أهميّة القيمة الاجتماعيّة عند تقييم مشاريع البحث.

و يجب أن تتغلّب الأهميّة العلميّة و الاجتماعيّة عند إجراء البحوث على أي جانب آخر. اضافة الى انّ الشعوب المجرى عليها البحث يجب ان تتمتّع بالأوليّة فى الانتفاع من نتائج تلك البحوث نظرا الى ما تحمّلته من مخاطر و أتعاب .

و يصعب التعريف بالقيمة الاجتماعيّة فى البحث العلمي و شرحها و لكن لا يجوز التغافل عنها . فيجب على الباحث و لجان الأخلاقيّات التأكد من أنّ المرضى لم يقع إخضاعهم لتجارب ليس لها مردود ذو غاية أو غير نافعة. اذ يؤدّى الأمر الى تبذير إمكانيات و موارد صحيّة والنيل من سمعة البحث العلمي الطبي .

المخاطر والمنافع

بعد ان تمّ ارساء القيّم الاجتماعيّة والعلميّة للبحث الطبي ، بقى على الباحث إقامة الحجّة على أنّ الأخطار التي قد تتعرّض لها العناصر المجرى عليها البحث ليست من المفرطة و هي فى نطاق الجائز بالنظر الى الاستفادة المتوقّعة.

وهناك احتمالان الأوّل انّ الضرر الحاصل له طاقة من درجة قويّة الى درجة ضعيفة. والثاني خطورة الضرر تمتدّ من ضعيفة جدّا تكاد

لا تذكر الى احتمال تسبّبها فى سقوط مستمرّ و ربّما الموت. فان كان الخطر ضعيفا جدا يكاد لا يذكر فلا إشكال لمواصلة بحث له وزنه

و أمّا اذا كان الخطر المتوقّع كبير فالأمر لا يقبل الا اذا كان هو الملجأ الأخير لمرضى بلغوا آخر طور من حياتهم . و بين الاحتمالين يتدخّل *الفصل 17* لحقوق الإنسان فيطلب من الباحثين تقييم احتمال الأخطار التأكد من انّه يمكن التصرّف فيها. وان كان الخطر المتوقّع مجهولا تماما على الباحث وضع حدّ لدراسته الى ان تتوفّر لديه معلومات ثابتة

كتحاليل مخبر مثلا أو نتيجة إجراء تجارب على حيوانات.

الموافقة الواعيّة

القاعدة الأولى لقانون نورنبرغ تذكر حرفيا موافقة الإنسان للتطوّع لازمة قطعيا والفصل الشارح لذلك موجود بالملحق الذي يوصى بأن يكون للمتطوع معرفة بالأمر.

معرفة و وعي كافيّان بعناصر المشكل حتّى يأخذ قراره عن رويّة و على أساس معرفة وإطلاع ويشرح قانون حقوق الإنسان فى موضوع الموافقة الواعيّة، *فالفصل 22* منه يؤكد أن المتطوع يجب أن يكون مطّلعا على ما سيجرى عليه حتّى يتمكّن من أخذ قرار المشاركة عن بصيرة. *والفصل 23* يحذّر من الضغوط الّتى قد يتعرّض لها أشخاص للمشاركة فى دراسة ما لأنّ اختيارهم غير تطوعي *والفصلان 26 و 24* يتعرّضان للحالات التى يكون فيها المتطوع عاجزا عن إعطاء رأيه (الأطفال القصّر أو المرضى غير الواعين أو القصّر عقليا) فيمكن

إخضاع هؤلاء الى بحث طبي و لكن فى حدود مضبوطة.

و إعلان حقوق الإنسان مثله مثل وثائق أخرى تهمّ أخلاقيّات البحث تؤكد على إقامة الحجّة على الموافقة مثل إعداد *وثيقة موقعة من المتطوع كما جاء في الفصل 23* و هناك عدّة لجان أخلاقيّة تطالب الباحث بتقديم التقارير الموافقة للبحث المجرى .

.

السريّة

الأشخاص الخاضعون لتجارب طبيّة يتمتّعون بنفس السريّة المعهودة لبقيّة المرضى فيما يخصّ المعلومات الصحيّة الخاصّة بهم.

الا انّ البحث الطبي ليس كالمعالجة الاستشفائيّة اذ من الضروري تزويد أناسا آخرين بمعلومات تهمّ المجرى عليه البحث و قد يكون المنتفعون بهذه المعلومات أحيانا كل المجموعة العلمية و حتّى الجمهور.

و لحماية المنتفعين يجب على الباحث التأكد من الموافقة الّتى تشمل أيضا استعمال المعلومات الصحيّة الشخصيّة

القاعدة العامّة تقتضى عدم ذكر شخصيّة المتطوع عند نقل المعلومات و كذلك الحفاظ على الوثائق و إحالتها بالأمان.

لا داعي فى الواقع الى الإعلان التفصيلي بنتائج الدراسات و لكن و لسوء الحظ تكاثرت فى الفترة الأخيرة سلوكيّات غير شريفة فى هذا الميدان فسرقة المعلومات و فبركة المعطيات والنشر فى نسختين و غيرها من أعمال غير لائقة أحدثت إشكاليات عدّة.

إعلام ذوى النظر

حتّى نحمى البحوث من ألاختراق للمبادئ الأخلاقيّة ، يتعيّن على كلّ من بلغه مساس بهذه الأخلاقيّات إعلام السلطة ذات النظر. وهي بدورها تراجع هذه الشكاوى وتتخذ الإجراءات المناسبة .

قضايا لم يقع حلّها

لأخلاقيات البحث الطبي عدّة أوجه و ليست كلّها محلّ إجماع،حيث ان العلوم الطبيّة واصلت تقدّمها في عدّة ميادين مثل العلوم الوراثيّة و علوم الأعصاب ، و زرع الأعضاء

و نلاحظ بقاء عدّة تساؤلات حول قبول أو رفض طرق و وسائل العلاج التي لم يتمّ فيها البتّ الى يومنا ، إضافة الى أ نّ بعض المواضيع كاستعمال دواء الغفل فى تجربة استشفائية و مواصلة علاج عناصر التجارب مازالت موضع جدل .

في العالم 10 بالمائة من البحث الطبي فقط مسخّر لمشاكل صحيّة بالنسبة ل 90 في المائة من كامل سكّان العالم و هذا إشكال أخلاقي لم يتمّ حلّه بعد. في المناطق المفتقرة الى الموارد, كثيرا ما نجد مشكلات ناشئة عن أخلاقيّات مردّها الى مفهوم الأخلاقيّات و مفهوم المجموعة التي يعملون فيها وكلّ هذه الأمور تتطلّب زيادة الفحص والمشقّة حتّى يتمّ التوصّل الى وفاق عامّ.

و رغم كلّ هذه المشاكل يبقى البحث الطبي نشاطا هاما و ثريّا لطلبة الطبّ و مواضيع أبحاثهم

.

- **أهمية البحث العلمي:** الطب ليس علما صحيحا بمفهوم علم الفيزياء أو علم الحسابات. فهو يخضع لعدّة مبادئ عامة مجموعها مقبول . و لكن المرضى يختلفون عن بعضهم البعض و يمكن أن تكون طريقة العلاج التي تماشت مع أغلبيّة المجموعة تكون غير نافعة مع

أخرى و إن تمثّل أقليّة. و لذا لنا أن نتساءل هل أن الطبّ مبنى على التجارب ؟ و حتّى وسائل العلاج المعترف بها عموما يجب إخضاعها للرقابة و يجب تقييمها حتّى يتمّ التعرّف على مفعولها بالنسبة لمرضى معيّنين، و حتّى على كل المرضى بصفة عامّة. هذه وظيفة من وظائف البحث الطبي.

و هناك وظيفة أخرى معروفة أكثر وهى إعداد وسائل علاج جديدة خاصّة منها الأدويّة والتقنيّات الجراحيّة . و هناك تقدّم ملحوظ في هذا الميدان خلال الخمسين سنة الأخيرة، و بلغ عدد الأبحاث الطبيّة نسبة لم يسبق لها مثيل. و لكن بقيت عدّة أسئلة تهمّ توظيف الجسم

البشرى و أسباب الأمراض –المعهودة والحديثة- و كذلك معرفة أفضل وسائل العلاج. وحتى يومنا هذا يوجد العديد من الأسئلة لم تتم الإجابة عنها .

يدرس البحث الطبي عناصر أخرى للصحّة بالأخصّ عناصر نموذجيّة الأمراض

مثل علم الأوبئة، كما يدرس البحث الطبي تنظيم و تمويل و توزيع العلاج و أبحاثا تهمّ أيضا نظم الصحّة و جوانبها الاجتماعيّة و الثقافيّة من الناحيّة الاجتماعيّة و من حيث التركيبة الطبيّة

و كذلك الحقوق لمعرفة الطبّ الشرعي و أخلاق المهنة لمعرفة الأخلاقيّات الطبيّة. و أهميّة كل هذه الأبحاث تزيدها تزكيّة لدى منظّمات التمويل إذ أصبح الكثير منها يعرض تبنّى برامج في البحث الطبي و ليس الفيزلوجى.

البحث على ما تحتوى عليه الممارسة الطبيّة من مردود

يستعمل كلّ ألأطبّاء نتائج البحث العلمي في ممارستهم الاستشفائيّة . و يجب عليهم للحفاظ على المستوى الذي يوفّره البحث.

و عدم مشاركة الأطبّاء في الأبحاث الطبيّة لا يعفيهم من معرفة التحاليل و من تطبيق نتائجها على مرضاهم.

طريقة البحث المعمول بها عند الأطبّاء هي التجارب الاستشفائيّة، و كلّ دواء يخضع قبل تزكيّته لمجموعة من تجارب الغاية منها اختبار مدى سلامته و نجاعته و أوّل إجراء يبدأ بدراسات في المخبر ثمّ عن طريق تجارب على الحيوانات المخبرية

وان كانت النتيجة ايجابيّة يتواصل البحث الاستشفائى في المراحل الأربعة الآتية:

المرحلة ألأولى: تجرى فيها التجارب على عدد صغير من متطوّعين ذوى صحّة جيّدة ، يدفع لهم مبلغا ماليا جزاء على مشاركتهم. و هذه المرحلة تمكّن من ضبط مقادير الدواء الكافيّة لإحداث ردّ فعل في الجسم البشرى و كذلك معرفة طريقة استيعاب الدواء وتأثيراته الجانبية ّ.

المرحلة الثانيّة: تجرى على مجموعة مصابة بمرض يفترض علاجه بالدواء المختبر، و غايتها حصر التفاعلات لايجابيّة و التفاعلات الثانوية الناتجة عن استعماله.

المرحلة الثالثة: و هي مرحلة التجربة الاستشفائيّة التي يعطى فيها الدواء لعدد كبير من المرضى و تقع مقارنة مفعوله بمفعول دواء آخر إن وجد و الا فمقارنته بدواء الغفل .

المرحلة الرابعة: تأتى بعد تزكيّة الدواء و ترويجه بالسّوق إذ يتمّ خلال السنوات الأولى مراقبة للدواء ان كانت له تفاعلات ثانويّة لم تظهر في المراحل السابقة بالإضافة إلى أنّ المؤسّسات الصيدليّة مهتمّة عادة بوصف الأطبّاء لهذا الدواء و مدى تقبّل المرضى له.

متطلّبات الأخلاقيّات الطبيّة

خلافا لما كان عليه الوضع سابقا، لقد تمّ الآن التركيز على قواعد أساسيّة للأخلاقيّات... ففي القرن التاسع عشر والقرن العشرين عمد مشاهير البحاثتين إلى إجراء تجارب على مرضى دون التماس موافقتهم و حتّى دون الالتفات الى مصلحتهم و لم تمنع التوصيّات في خصوص أخلاقيات البحث أطبّاء ألمانيا النازيّة من إجراء أبحاث نالت من حقوق الإنسان الأساسيّة. و تمّ بعد انتهاء الحرب العالميّة الثانيّة محاكمة بعض الأطباء و حكمت عليهم محكمة نورنبرغ بألمانيا. و حيثيّات هذه الأحكام معروفة تحت عنوان قانون نورنبرغ و قد ساعدت أيضا في تركيز وثائق الأخلاقيّات في البحث الطبي العصري.

و من بين القواعد الأساسيّة العشرة لهذا القانون نذكر طلب الموافقة التطوعيّة للمريض عند إخضاعه للبحث.

أحدثت جمعيّة الطبّ العالميّة سنة 1947 ، أي في نفس السنة التي أحدث فيها قانون نورنبرغ . و أمّا مؤسسو الجمعيّة فقد

كانوا شاعرين بما وقع من تجاوز للأخلاقيّات الطبيّة قبل الحرب العالميّة الثانيّة و خلالها ممّا جعلهم يسرعون في إرساء ضمانات لحماية الأطبّاء والأخلاقيّات الطبيّة. و سنة 1954 عمدت جمعيّة الطبّ العالميّة بعد سنوات من دراسة الموضوع الى اتّخاذ عدّة قرارات عنوانها **مبادئ للأشخاص القابلين الخضوع للبحث والتجارب**. و تمّت مراجعة هذه الوثيقة بعد عشر سنوات و صدرت بعنوان بيان هلسنكى سنة 1964 ، كما تمّت مراجعة النصّ عدّة مرات في سنوات **1983,2000, 1966,1975**وهذا القرار هوّ موجز لأخلاقيّات البحث الطبي و هناك عدّة وثائق أخرى ذات تفاصيل أكثر حول الأخلاقيّات بصفة عامة و تمّ إدراجها فى السنوات الأخيرة وهى مثل التوجيهات الأخلاقيّة الدوليّة فى البحث الطبي البيولوجي

الذي يجرى على عناصر بشريّة وهو صادر عن المجلس الدولي لمنظّمات العلوم الطبيّة التي صدرت سنة 1993 ثمّ وقعت مراجعتها سنة 2002

و هناك وثائق أخرى تهمّ مواضيع أكثر اختصاصا مثل أخلاقيّات البحث الخاصّ بوسائل الصحّة فى البلدان السائرة فى طريق النموّ الصادرة عن مجلس نوفيلد.

و رغم الفوارق بين الوثائق المذكورة سواء من حيث الغاية أو المصدر ، فالقاسم المشترك بينها يبقى الاتّفاق الى حدّ بعيد على القواعد الأساسيّة لأخلاقيات البحث و قد أدرجت هذه المبادئ ضمن قوانين أو قرارات عدّة دول أو منظّمات دوليّة بما فى ذلك النّصوص الخاصّة بتزكيّة الأدويّة والصور الطبيّة.

موافقة لجنة الأخلاقيّات

تنصّ الفقرة 13 و 14 من إعلان حقوق الإنسان على أنّ كلّ مشروع بحث طبي يجرى على بشر يجب عرضه للنظر و الموافقة مسبّقا على لجنة أخلاقيّة مستقلّة. و للحصول على هذه الموافقة يتعيّن على الباحثين توضيح الهدف من المشروع والطرق المتوقّع استعمالها و شرح

طريقة انتداب العناصر التي ستجرى عليهم التجارب ، و طريقة الحصول على موافقتهم و حماية حياتهم الخاصّة ، و كذلك يجب شرح مصادر تمويل المشروع و عند الاقتضاء ذكر ما قد يحدث من تضارب مصالح. و يمكن للّجنة الأخلاقيّة قبول المشروع على ما هو عليه كما يمكنها إدخال بعض التغييرات قبل انجازه كما يمكن أيضا رفض المشروع برمّته . و سيعهد لعدّة لجان مراقبة سير انجاز المشاريع والسهر على تنفيذ الشروط وان لزم الأمر يمكن إيقاف تنفيذ مشروع بصدد الانجاز إذا لوحظ أنه تسبّب في أحداث عواقب خطيرة و مضرّة.

إن الأسباب التي تجعل موافقة لجنة الأخلاقيّات ضروريّة :

- هي عدم إطلاع الباحثين او العناصر, المجرى عليهم البحث,على المعلومات الكافيّة

- عدم توخّى الباحثين نظرة موضوعيّة لتحديد صلاحيّة مشروع من الناحيّة العلميّة و الأخلاقيّة.

و لذا وجب على الباحث إقناع لجنة منصفة و ذات اختصاص بأنّ المشروع مفيد و أنّ لهم المقدرة اللازمة على انجازه وانه سوف لا يضر بقدر الإمكان بمشاريع أخرى قد تعرض على اللجنة للدارسة.

و من **الإشكالات** التي لم يقع حلّها الى الآن ما يخصّ لجان الأخلاقيّات لمعرفة من يكون صاحب القرار فى مشروع متفرّع على عدّة مراكز و لجان؟ هل يتطلّب موافقة كل مراكز اللجان أو الموافقة بالنسبة لكل لجنة أو يكتفي بموافقة لجنة واحدة ؟ و ان كانت المراكز ببلدان مختلقة فانّ البلد المعنى بالأمر يطالب ببحث الموضوع للموافقة عليه.

القيمة العلميّة

الفصل 11 من قانون حقوق الإنسان يؤكّد أنّ البحث الطبي المجرى على البشر يستوجب ضرورة تفسير لزومه علميّا

و هذه التوصيّة غايتها تجنّب المشاريع التي لا أمل فى نجاحها والتي تبدو غير ذات فائدة تذكر حتّى في صورة نجاحها.

و عندما يطلب من المريض المشاركة فى بحث ، يجب تنبيهه الى ما قد ينجرّ عن البحث من أضرار ان كان توقّعها بعيدا و ما يمكن الحصول عليه من معلومات علميّة هامّة.

و لضمان القيمة العلميّة للدراسة، يوصى *الفصل 11* من حقوق الانسان بتركيز الدراسة على معرفة متعمّقة للوثائق الموجودة والتجربة الحاصلة و عند الاقتضاء بالنتيجة الحاصلة على حيوان مما ينبئ بنجاعة التدخّل على البشر. و كلّ الأبحاث المجراة على الحيوان يجب ملاءمتها مع التعليمات الأخلاقيّة الّتى توصى بتحديد استعمال الحيوانات و السعي

عموما على عدم تعذيبها أكثر من الحاجة.والفصل 15 يوصى أيضا بأنّ الدراسات التي تعنى بالأشخاص لا يمكن أن يقوم بها الا المؤهّلون علميّا للقيام بها و يجب على لجنة الأخلاقيّات السهر على الامتثال الى كلّ هذه الشروط قبل موافقتها.

القيمة الاجتماعيّة

من أهمّ الخاصيات المتنازع فيها هى ما فائدة البحث الطبي و تأثيره على المجتمع و الى أيّ حدّ؟

من المعلوم انّ تطوّر المعلومات المتوفّرة الى حدّ الآن تكفى المئونة بالقدر الذى لا يضطرّنا الى زيادة البحث. و لكن النظرة الى الإمكانيات الطبيّة المتوفّرة فى ميدان البحث جعلتنا لا نكتفي بهذا القدر، وأصبحت القيمة الاجتماعيّة معيارا هاما لتقييم مدى صحّة ذلك.

الفصلان 18 و 19 يؤكّدان بكلّ وضوح على أهميّة القيمة الاجتماعيّة عند تقييم مشاريع البحث.

و يجب أن تتغلّب الأهميّة العلميّة و الاجتماعيّة عند إجراء البحوث على أي جانب آخر. اضافة الى انّ الشعوب المجرى عليها البحث يجب ان تتمتّع بالأوليّة فى الانتفاع من نتائج تلك البحوث نظرا الى ما تحمّلته من مخاطر و أتعاب.

و يصعب التعريف بالقيمة الاجتماعيّة فى البحث العلمي و شرحها و لكن لا يجوز التغافل عنها. فيجب على الباحث و لجان الأخلاقيّات التأكد من أنّ المرضى لم يقع إخضاعهم لتجارب ليس لها مردود ذو غاية أو غير نافعة. اذ يؤدّى الأمر الى تبذير إمكانيات و موارد صحيّة والنيل من سمعة البحث العلمي الطبي.

المخاطر والمنافع

بعد ان تمّ ارساء القيّم الاجتماعيّة والعلميّة للبحث الطبي ، بقى على الباحث إقامة الحجّة على أنّ الأخطار التي قد تتعرّض لها العناصر المجرى عليها البحث ليست من المفرطة و هي فى نطاق الجائز بالنظر الى الاستفادة المتوقّعة.

وهناك احتمالان الأوّل انّ الضرر الحاصل له طاقة من درجة قويّة الى درجة ضعيفة. والثاني خطورة الضرر تمتدّ من ضعيفة جدّا تكاد

لا تذكر الى احتمال تسبّبها فى سقوط مستمرّ و ربّما الموت. فان كان الخطر ضعيفا جدا يكاد لا يذكر فلا إشكال لمواصلة بحث له وزنه

و أمّا اذا كان الخطر المتوقّع كبير فالأمر لا يقبل الا اذا كان هو الملجأ الأخير لمرضى بلغوا آخر طور من حياتهم . و بين الاحتمالين يتدخّل الفصل 17 لحقوق الإنسان فيطلب من الباحثين

تقييم احتمال الأخطار التأكد من انّه يمكن التصرّف فيها. وان كان الخطر المتوقّع مجهولا تماما على الباحث وضع حدّ لدراسته الى ان تتوفّر لديه معلومات ثابتة

كتحاليل مخبر مثلا أو نتيجة إجراء تجارب على حيوانات.

الموافقة الواعيّة

القاعدة الأولى لقانون نورنبرغ تذكر حرفيا موافقة الإنسان للتطوّع لازمة قطعيا والفصل الشارح لذلك موجود بالملحق الذي يوصى بأن يكون للمتطوع معرفة يالأمر.

معرفة و وعي كافيّان بعناصر المشكل حتّى يأخذ قراره عن رويّة و على أساس معرفة وإطلاع ويشرح قانون حقوق الإنسان فى موضوع الموافقة الواعيّة، *فالفصل 22* منه يؤكد أن المتطوع يجب أن يكون مطّلعا على ما سيجرى عليه حتّى يتمكّن من أخذ قرار المشاركة عن بصيرة. *والفصل 23* يحذّر من الضغوط الّتى قد يتعرّض لها أشخاص للمشاركة فى دراسة ما لأنّ اختيارهم غير تطوعي *والفصلان 26 و 24* يتعرّضان للحالات التى يكون فيها المتطوع عاجزا عن إعطاء رأيه (الأطفال القصّر أو المرضى غير الواعين أو القصّر عقليا) فيمكن

إخضاع هؤلاء الى بحث طبي و لكن فى حدود مضبوطة.

و إعلان حقوق الإنسان مثله مثل وثائق أخرى تهمّ أخلاقيّات البحث تؤكد على إقامة الحجّة على الموافقة مثل إعداد *وثيقة موقعة من المتطوع كما جاء في الفصل 23* و هناك عدّة لجان أخلاقيّة تطالب الباحث بتقديم التقارير الموافقة للبحث المجرى .

.

السريّة

الأشخاص الخاضعون لتجارب طبيّة يتمتّعون بنفس السريّة المعهودة لبقيّة المرضى فيما يخصّ المعلومات الصحيّة الخاصّة بهم.

الا انّ البحث الطبي ليس كالمعالجة الاستشفائيّة اذ من الضروري تزويد أناسا آخرين بمعلومات تهمّ المجرى عليه البحث و قد يكون المنتفعون بهذه المعلومات أحيانا كل المجموعة العلمية و حتّى الجمهور.

و لحماية المنتفعين يجب على الباحث التأكد من الموافقة الّتى تشمل أيضا استعمال المعلومات الصحيّة الشخصيّة

القاعدة العامّة تقتضى عدم ذكر شخصيّة المتطوع عند نقل المعلومات و كذلك الحفاظ على الوثائق و إحالتها بالأمان.

لا داعي فى الواقع الى الإعلان التفصيلي بنتائج الدراسات و لكن و لسوء الحظ تكاثرت فى الفترة الأخيرة سلوكيّات غير شريفة فى هذا الميدان فسرقة المعلومات و فبركة المعطيات والنشر فى نسختين و غيرها من أعمال غير لائقة أحدثت إشكاليات عدّة.

إعلام ذوى النظر

حتّى نحمى البحوث من ألاختراق للمبادئ الأخلاقيّة ، يتعيّن على كلّ من بلغه مساس بهذه الأخلاقيّات إعلام السلطة ذات النظر. وهي بدورها تراجع هذه الشكاوى وتتخذ الإجراءات المناسبة .

قضايا لم يقع حلّها

لأخلاقيات البحث الطبي عدّة أوجه و ليست كلّها محلّ إجماع،حيث ان العلوم الطبيّة واصلت تقدّمها في عدّة ميادين مثل العلوم الوراثيّة و علوم الأعصاب ، و زرع الأعضاء

و نلاحظ بقاء عدّة تساؤلات حول قبول أو رفض طرق و وسائل العلاج التي لم يتمّ فيها البتّ الى يومنا ، إضافة الى أ نّ بعض المواضيع كاستعمال دواء الغفل فى تجربة استشفائية و مواصلة علاج عناصر التجارب مازالت موضع جدل .

في العالم 10 بالمائة من البحث الطبي فقط مسخّر لمشاكل صحيّة بالنسبة ل 90 في المائة من كامل سكّان العالم و هذا إشكال أخلاقي لم يتمّ حلّه بعد. في المناطق المفتقرة الى الموارد, كثيرا ما نجد مشكلات ناشئة عن أخلاقيّات مردّها الى مفهوم الأخلاقيّات و مفهوم المجموعة التي يعملون فيها وكلّ هذه الأمور تتطلّب زيادة الفحص والمشقّة حتّى يتمّ التوصّل الى وفاق عامّ.

و رغم كلّ هذه المشاكل يبقى البحث الطبي نشاطا هاما و ثريّا لطلبة الطبّ و مواضيع أبحاثهم .

- أهمية البحث العلمي: الطب ليس علما صحيحا بمفهوم علم الفيزياء أو علم الحسابات. فهو يخضع لعدّة مبادئ عامة مجموعها مقبول . و لكن المرضى يختلفون عن بعضهم البعض و يمكن أن تكون طريقة العلاج التي تماشت مع أغلبيّة المجموعة تكون غير نافعة مع

أخرى و إن تمثّل أقليّة. و لذا لنا أن نتساءل هل أن الطبّ مبنى على التجارب ؟ و حتّى وسائل العلاج المعترف بها عموما يجب إخضاعها للرقابة و يجب تقييمها حتّى يتمّ التعرّف على مفعولها بالنسبة لمرضى معيّنين، و حتّى على كل المرضى بصفة عامّة. هذه وظيفة من وظائف البحث الطبي.

و هناك وظيفة أخرى معروفة أكثر وهى إعداد وسائل علاج جديدة خاصّة منها الأدويّة والتقنيّات الجراحيّة . و هناك تقدّم ملحوظ في هذا الميدان خلال الخمسين سنة الأخيرة، و بلغ عدد الأبحاث الطبيّة نسبة لم يسبق لها مثيل. و لكن بقيت عدّة أسئلة تهمّ توظيف الجسم البشرى و أسباب الأمراض –المعهودة والحديثة- و كذلك معرفة أفضل وسائل العلاج. وحتى يومنا هذا يوجد العديد من الأسئلة لم تتم الإجابة عنها .

يدرس البحث الطبي عناصر أخرى للصحّة بالأخصّ عناصر نموذجيّة الأمراض

مثل علم الأوبئة، كما يدرس البحث الطبي تنظيم و تمويل و توزيع العلاج و أبحاثا تهمّ أيضا نظم الصحّة و جوانبها الاجتماعيّة و الثقافيّة من الناحيّة الاجتماعيّة و من حيث التركيبة الطبيّة

و كذلك الحقوق لمعرفة الطبّ الشرعي و أخلاق المهنة لمعرفة الأخلاقيّات الطبيّة. و أهميّة كل هذه الأبحاث تزيدها تزكيّة لدى منظّمات التمويل إذ أصبح الكثير منها يعرض تبنّى برامج في البحث الطبي و ليس الفيزلوجي.

البحث على ما تحتوى عليه الممارسة الطبيّة من مردود

يستعمل كلّ ألأطبّاء نتائج البحث العلمي في ممارستهم الاستشفائيّة . و يجب عليهم للحفاظ على المستوى الذي يوفّره البحث.

و عدم مشاركة الأطبّاء في الأبحاث الطبيّة لا يعفيهم من معرفة التحاليل و من تطبيق نتائجها على مرضاهم.

طريقة البحث المعمول بها عند الأطبّاء هي التجارب الاستشفائيّة، و كلّ دواء يخضع قبل تزكيّته لمجموعة من تجارب الغاية منها اختبار مدى سلامته و نجاعته و أوّل إجراء يبدأ بدراسات في المخبر ثمّ عن طريق تجارب على الحيوانات المخبرية

وان كانت النتيجة ايجابيّة يتواصل البحث الاستشفائى في المراحل الأربعة الآتية:

المرحلة ألأولى: تجرى فيها التجارب على عدد صغير من متطوّعين ذوى صحّة جيّدة ، يدفع لهم مبلغا ماليا جزاء على مشاركتهم. و هذه المرحلة تمكّن من ضبط مقادير الدواء الكافيّة لإحداث ردّ فعل في الجسم البشرى و كذلك معرفة طريقة استيعاب الدواء وتأثيراته الجانبية ّ.

المرحلة الثانيّة: تجرى على مجموعة مصابة بمرض يفترض علاجه بالدواء المختبر، و غايتها حصر التفاعلات لايجابيّة و التفاعلات الثانوية الناتجة عن استعماله.

المرحلة الثالثة: و هي مرحلة التجربة الاستشفائيّة التي يعطى فيها الدواء لعدد كبير من المرضى و تقع مقارنة مفعوله بمفعول دواء آخر إن وجد و الا فمقارنته بدواء الغفل .

المرحلة الرابعة: تأتى بعد تزكيّة الدواء و ترويجه بالسّوق إذ يتمّ خلال السنوات الأولى مراقبة للدواء ان كانت له تفاعلات ثانويّة لم تظهر في المراحل السابقة بالإضافة إلى أنّ المؤسّسات الصيدليّة مهتمّة عادة بوصف الأطبّاء لهذا الدواء و مدى تقبّل المرضى له.

متطلّبات الأخلاقيّات الطبيّة

خلافا لما كان عليه الوضع سابقا، لقد تمّ الآن التركيز على قواعد أساسيّة للأخلاقيّات... ففي القرن التاسع عشر والقرن العشرين عمد مشاهير البحاثتين إلى إجراء تجارب على مرضى دون التماس موافقتهم و حتّى دون الالتفات الى مصلحتهم و لم تمنع التوصيّات في خصوص

أخلاقيات البحث أطبّاء ألمانيا النازيّة من إجراء أبحاث نالت من حقوق الإنسان الأساسيّة. و تمّ بعد انتهاء الحرب العالميّة الثانيّة محاكمة بعض الأطباء و حكمت عليهم محكمة نورنبرغ بألمانيا. و حيثيّات هذه الأحكام معروفة تحت عنوان قانون نورنبرغ و قد ساعدت أيضا في تركيز وثائق الأخلاقيّات في البحث الطبي العصري.

و من بين القواعد الأساسيّة العشرة لهذا القانون نذكر طلب الموافقة التطوعيّة للمريض عند إخضاعه للبحث.

أحدثت جمعيّة الطبّ العالميّة سنة 1947 ، أي في نفس السنة التي أحدث فيها قانون نورنبرغ . و أمّا مؤسسو الجمعيّة فقد

كانوا شاعرين بما وقع من تجاوز للأخلاقيّات الطبيّة قبل الحرب العالميّة الثانيّة و خلالها ممّا جعلهم يسرعون في إرساء ضمانات لحماية الأطبّاء والأخلاقيّات الطبيّة. و سنة 1954 عمدت جمعيّة الطبّ العالميّة بعد سنوات من دراسة الموضوع الى اتّخاذ عدّة قرارات عنوانها **مبادئ للأشخاص القابلين الخضوع للبحث والتجارب**. و تمّت مراجعة هذه الوثيقة بعد عشر سنوات و صدرت بعنوان بيان هلسنكى سنة 1964 ، كما تمّت مراجعة النصّ عدّة مرات في سنوات **1983,2000, 1966,1975**وهذا القرار هوّ موجز لأخلاقيّات البحث الطبي و هناك عدّة وثائق أخرى ذات تفاصيل أكثر حول الأخلاقيّات بصفة عامة و تمّ إدراجها فى السنوات الأخيرة وهى مثل التوجيهات الأخلاقيّة الدوليّة فى البحث الطبي البيولوجي

الذي يجرى على عناصر بشريّة وهو صادر عن المجلس الدولي لمنظّمات العلوم الطبيّة التي صدرت سنة 1993 ثمّ وقعت مراجعتها سنة 2002

و هناك وثائق أخرى تهمّ مواضيع أكثر اختصاصا مثل أخلاقيّات البحث الخاصّ بوسائل الصحّة فى البلدان السائرة فى طريق النموّ الصادرة عن مجلس نوفيلد.

و رغم الفوارق بين الوثائق المذكورة سواء من حيث الغاية أو المصدر ، فالقاسم المشترك بينها يبقى الاتّفاق الى حدّ بعيد على القواعد الأساسيّة لأخلاقيات البحث و قد أدرجت هذه المبادئ ضمن قوانين أو قرارات عدّة دول أو منظّمات دوليّة بما فى ذلك النّصوص الخاصّة بتزكيّة الأدويّة والصور الطبيّة.

موافقة لجنة الأخلاقيّات

تنصّ الفقرة 13 و 14 من إعلان حقوق الإنسان على أنّ كلّ مشروع بحث طبي يجرى على بشر يجب عرضه للنظر و الموافقة مسبّقا على لجنة أخلاقيّة مستقلّة. و للحصول على هذه الموافقة يتعيّن على الباحثين توضيح الهدف من المشروع والطرق المتوقّع استعمالها و شرح طريقة انتداب العناصر التي ستجرى عليهم التجارب ، و طريقة الحصول على موافقتهم و حماية حياتهم الخاصّة ، و كذلك يجب شرح مصادر تمويل المشروع و عند الاقتضاء ذكر ما قد يحدث من تضارب مصالح. و يمكن للّجنة الأخلاقيّة قبول المشروع على ما هو عليه كما

يمكنها إدخال بعض التغييرات قبل انجازه كما يمكن أيضا رفض المشروع برمّته . و سيعهد لعدّة لجان مراقبة سير انجاز المشاريع والسهر على تنفيذ الشروط وان لزم الأمر يمكن إيقاف تنفيذ مشروع بصدد الانجاز إذا لوحظ أنه تسبّب فى أحداث عواقب خطيرة و مضرّة.

إن الأسباب التي تجعل موافقة لجنة الأخلاقيّات ضروريّة :

- هي عدم إطلاع الباحثين او العناصر, المجرى عليهم البحث,على المعلومات الكافيّة

- عدم توخّى الباحثين نظرة موضوعيّة لتحديد صلاحيّة مشروع من الناحيّة العلميّة و الأخلاقيّة.

و لذا وجب على الباحث إقناع لجنة منصفة و ذات اختصاص بأنّ المشروع مفيد و أنّ لهم المقدرة اللازمة على انجازه وانه سوف لا يضر بقدر الإمكان بمشاريع أخرى قد تعرض على اللجنة للدارسة.

و من **الإشكالات** التي لم يقع حلّها الى الآن ما يخصّ لجان الأخلاقيّات لمعرفة من يكون صاحب القرار فى مشروع متفرّع على عدّة مراكز و لجان؟ هل يتطلّب موافقة كل مراكز اللجان أو الموافقة بالنسبة لكل لجنة أو يكتفي بموافقة لجنة واحدة ؟ و ان كانت المراكز ببلدان مختلفة فانّ البلد المعنى بالأمر يطالب ببحث الموضوع للموافقة عليه.

القيمة العلميّة

الفصل 11 من قانون حقوق الإنسان يؤكّد أنّ البحث الطبي المجرى على البشر يستوجب ضرورة تفسير لزومه علميّا

و هذه التوصيّة غايتها تجنّب المشاريع التي لا أمل فى نجاحها والتي تبدو غير ذات فائدة تذكر حتّى في صورة نجاحها.

و عندما يطلب من المريض المشاركة فى بحث ، يجب تنبيهه الى ما قد ينجرّ عن البحث من أضرار ان كان توقّعها بعيدا و ما يمكن الحصول عليه من معلومات علميّة هامّة.

و لضمان القيمة العلميّة للدراسة، يوصى *الفصل 11* من حقوق الانسان بتركيز الدراسة على معرفة متعمّقة للوثائق الموجودة والتجربة الحاصلة و عند الاقتضاء بالنتيجة الحاصلة على حيوان مما ينبئ بنجاعة التدخّل على البشر. و كلّ الأبحاث المجراة على الحيوان يجب ملاءمتها مع التعليمات الأخلاقيّة الّتى توصى بتحديد استعمال الحيوانات و السعي

عموما على عدم تعذيبها أكثر من الحاجة.*والفصل 15* يوصى أيضا بأنّ الدراسات التي تعنى بالأشخاص لا يمكن أن يقوم بها الا المؤهّلون علميّا للقيام بها و يجب على لجنة الأخلاقيّات السهر على الامتثال الى كلّ هذه الشروط قبل موافقتها.

القيمة الاجتماعيّة

من أهمّ الخاصيات المتنازع فيها هى ما فائدة البحث الطبي و تأثيره على المجتمع و الى أىّ حدّ؟

من المعلوم انّ تطوّر المعلومات المتوفّرة الى حدّ الآن تكفى المئونة بالقدر الذى لا يضطرّنا الى زيادة البحث. و لكن النظرة الى الإمكانيات الطبيّة المتوفّرة فى ميدان البحث جعلتنا لا نكتفي بهذا القدر، وأصبحت القيمة الاجتماعيّة معيارا هاما لتقييم مدى صحّة ذلك .

الفصلان 18 و 19 يؤكّدان بكلّ وضوح على أهميّة القيمة الاجتماعيّة عند تقييم مشاريع البحث .

و يجب أن تتغلّب الأهميّة العلميّة و الاجتماعيّة عند إجراء البحوث على أي جانب آخر . اضافة الى انّ الشعوب المجرى عليها البحث يجب ان تتمتّع بالأوليّة فى الانتفاع من نتائج تلك البحوث نظرا الى ما تحمّلته من مخاطر و أتعاب .

و يصعب التعريف بالقيمة الاجتماعيّة فى البحث العلمي و شرحها و لكن لا يجوز التغافل عنها . فيجب على الباحث و لجان الأخلاقيّات التأكد من أنّ المرضى لم يقع إخضاعهم لتجارب ليس لها مردود ذو غاية أو غير نافعة. اذ يؤدّى الأمر الى تبذير إمكانيات و موارد صحيّة والنيل من سمعة البحث العلمي الطبي .

المخاطر والمنافع

بعد ان تمّ ارساء القيّم الاجتماعيّة والعلميّة للبحث الطبي ، بقى على الباحث إقامة الحجّة على أنّ الأخطار التي قد تتعرّض لها العناصر المجرى عليها البحث ليست من المفرطة و هي فى نطاق الجائز بالنظر الى الاستفادة المتوقّعة.

وهناك احتمالان الأوّل انّ الضرر الحاصل له طاقة من درجة قويّة الى درجة ضعيفة. والثاني خطورة الضرر تمتدّ من ضعيفة جدّا تكاد

لا تذكر الى احتمال تسبّبها فى سقوط مستمرّ و ربّما الموت. فان كان الخطر ضعيفا جدا يكاد لا يذكر فلا إشكال لمواصلة بحث له وزنه

و أمّا اذا كان الخطر المتوقّع كبير فالأمر لا يقبل الا اذا كان هو الملجأ الأخير لمرضى بلغوا آخر طور من حياتهم . و بين الاحتمالين يتدخّل *الفصل 17* لحقوق الإنسان فيطلب من الباحثين تقييم احتمال الأخطار التأكد من انّه يمكن التصرّف فيها. وان كان الخطر المتوقّع مجهولا تماما على الباحث وضع حدّ لدراسته الى ان تتوفّر لديه معلومات ثابتة

كتحاليل مخبر مثلا أو نتيجة إجراء تجارب على حيوانات.

الموافقة الواعيّة

القاعدة الأولى لقانون نورنبرغ تذكر حرفيا موافقة الإنسان للتطوّع لازمة قطعيا والفصل الشارح لذلك موجود بالملحق الذي يوصى بأن يكون للمتطوع معرفة يالأمر.

معرفة و وعي كافيّان بعناصر المشكل حتّى يأخذ قراره عن رويّة و على أساس معرفة وإطلاع ويشرح قانون حقوق الإنسان فى موضوع الموافقة الواعيّة، *فالفصل 22* منه يؤكد أن المتطوع يجب أن يكون مطّلعا على ما سيجرى عليه حتّى يتمكّن من أخذ قرار المشاركة عن بصيرة. *والفصل 23* يحذّر من الضغوط الّتى قد يتعرّض لها أشخاص للمشاركة فى دراسة ما لأنّ اختيارهم غير تطوعي *والفصلان 26 و 24* يتعرّضان للحالات التى يكون فيها المتطوع عاجزا عن إعطاء رأيه (الأطفال القصّر أو المرضى غير الواعين أو القصّر عقليا) فيمكن إخضاع هؤلاء الى بحث طبي و لكن فى حدود مضبوطة.

و إعلان حقوق الإنسان مثله مثل وثائق أخرى تهمّ أخلاقيّات البحث تؤكد على إقامة الحجّة على الموافقة مثل إعداد *وثيقة موقعة من المتطوع كما جاء في الفصل 23* و هناك عدّة لجان أخلاقيّة تطالب الباحث بتقديم التقارير الموافقة للبحث المجرى .

.

السريّة

الأشخاص الخاضعون لتجارب طبيّة يتمتّعون بنفس السريّة المعهودة لبقيّة المرضى فيما يخصّ المعلومات الصحيّة الخاصّة بهم.

الا انّ البحث الطبي ليس كالمعالجة الاستشفائيّة اذ من الضروري تزويد أناسا آخرين بمعلومات تهمّ المجرى عليه البحث و قد يكون المنتفعون بهذه المعلومات أحيانا كل المجموعة العلمية و حتّى الجمهور.

و لحماية المنتفعين يجب على الباحث التأكد من الموافقة الّتى تشمل أيضا استعمال المعلومات الصحيّة الشخصيّة

القاعدة العامّة تقتضى عدم ذكر شخصيّة المتطوع عند نقل المعلومات و كذلك الحفاظ على الوثائق و إحالتها بالأمان.

لا داعي فى الواقع الى الإعلان التفصيلي بنتائج الدراسات و لكن و لسوء الحظ تكاثرت فى الفترة الأخيرة سلوكيّات غير شريفة فى هذا الميدان فسرقة المعلومات و فبركة المعطيات والنشر فى نسختين و غيرها من أعمال غير لائقة أحدثت إشكاليات عدّة.

إعلام ذوى النظر

حتّى نحمى البحوث من ألاختراق للمبادئ الأخلاقيّة ، يتعيّن على كلّ من بلغه مساس بهذه الأخلاقيّات إعلام السلطة ذات النظر. وهي بدورها تراجع هذه الشكاوى وتتخذ الإجراءات المناسبة .

قضايا لم يقع حلّها

لأخلاقيات البحث الطبي عدّة أوجه و ليست كلّها محلّ إجماع،حيث ان العلوم الطبيّة واصلت تقدّمها في عدّة ميادين مثل العلوم الوراثيّة و علوم الأعصاب ، و زرع الأعضاء

و نلاحظ بقاء عدّة تساؤلات حول قبول أو رفض طرق و وسائل العلاج التي لم يتمّ فيها البتّ الى يومنا ، إضافة الى أنّ بعض المواضيع كاستعمال دواء الغفل فى تجربة استشفائية و مواصلة علاج عناصر التجارب مازالت موضع جدل .

في العالم 10 بالمائة من البحث الطبي فقط مسخّر لمشاكل صحيّة بالنسبة لـ 90 في المائة من كامل سكّان العالم و هذا إشكال أخلاقي لم يتمّ حلّه بعد. في المناطق المفتقرة الى الموارد, كثيرا ما نجد مشكلات ناشئة عن أخلاقيّات مردّها الى مفهوم الأخلاقيّات و مفهوم المجموعة التي يعملون فيها وكلّ هذه الأمور تتطلّب زيادة الفحص والمشقّة حتّى يتمّ التوصّل الى وفاق عامّ.

و رغم كلّ هذه المشاكل يبقى البحث الطبي نشاطا هاما و ثريّا لطلبة الطبّ و مواضيع أبحاثهم .

المراجع

Etude de cas de consentement éclairé ; par la chaire de bioéthique de l'UNESCO
http://research .haifa.ac.il/medlaw/
Etude de cas du reseau d'éthique clinique (Royaume Uni)
www.ethics-network.org.uk/cases/archive/htm.
Questions éthiques relatives à la recherhe médicale internationale édité par l'école de santé
publique de Harvard www.hsps.harvard.edu/bioethics/
,
Manuel de principes éthiques et de droits humains pour les professionnels de santé
(Commenwalt Medical Trust, 3 parties, Etudes de cas.)
www.commat.org/